NOTICE

SUR

UN NOUVEAU TRAITEMENT

DE LA GOUTTE

AU MOYEN

DE LA SCORODINE,

PRINCIPE ACTIF DES PLANTES DITES ASPHODÉLÉES.

Par le Docteur Léonard.

PRIX : 1 FRANC 50 CENT.

A PARIS,

CHEZ

L'AUTEUR, RUE TIQUETONNE, N°. 6 ;

DUVIGNAU, PHARMACIEN, RUE DE RICHELIEU, N°. 66,

TOUS DEUX INVENTEURS DE LA SCORODINE ;

ET CHEZ LES PRINCIPAUX LIBRAIRES.

AVRIL 1830.

NOTICE

SUR

UN NOUVEAU TRAITEMENT

DE LA GOUTTE

AU MOYEN

DE LA SCORODINE,

PRINCIPE ACTIF DES PLANTES DITES ASPHODÉLÉES.

Par le Docteur Léonard.

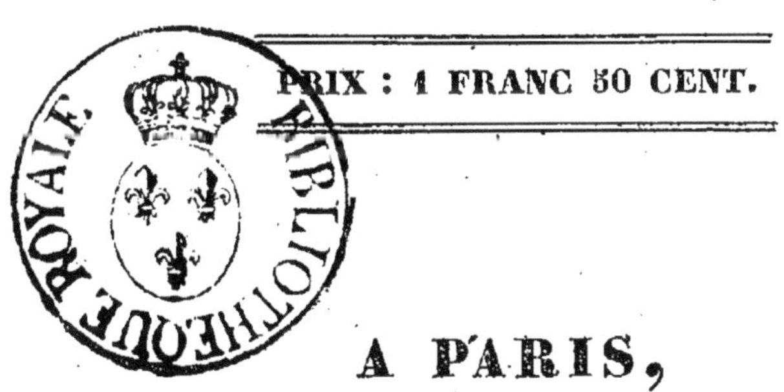

PRIX : 1 FRANC 50 CENT.

A PARIS,

Chez
{
L'AUTEUR, RUE TIQUETONNE, N°. 6 ;
DUVIGNAU, PHARMACIEN, RUE DE RICHELIEU, N°. 66,
TOUS DEUX INVENTEURS DE LA SCORODINE ;
}

ET CHEZ LES PRINCIPAUX LIBRAIRES.

AVRIL 1830.

NOTICE

SUR

UN NOUVEAU TRAITEMENT

DE LA GOUTTE

AU MOYEN

DE LA SCORODINE.

Des nombreuses maladies qui affectent l'espéce humaine, la goutte est sans contredit celle qui a le plus exercé la savante sagacité des médecins. Les douleurs déchirantes qui la caractérisent, sa rebelle opiniâtreté, la fréquente incertitude de sa cause, lui ont valu le triste privilége d'une étude particuliére.

Un autre motif non moins vrai des essais infatigables tentés pour sa guérison, est cette circonstance bizarre, qu'elle s'attaque de préférence aux classes les plus opulentes de la société. En effet, on la rencontre si rarement dans les chaumières, elle semble tellement se complaire dans les palais, qu'on peut l'appeler en quelque sorte la maladie des rois. Tant qu'elle méritera ce nom, nous pourrons prononcer hardiment que le spécifique de la goutte n'est pas encore découvert. Cependant, que penser de tous ces remèdes, prétendus héroïques, qui soulagent en quelques heures et guérissent en huit jours? que répondre à leurs auteurs qui nous citent une foule de cures aussi promptes que radicales de cette maladie? Un seul mot : c'est que nos rois en sont toujours affectés. Quant à nous, moins tranchant sur l'infaillibilité du traitement que nous proposons, plus réservé et surtout plus sincère dans nos promesses, nous soumettons aujourd'hui, tant aux gens de l'art qu'aux gens du monde, un moyen de traitement qui, dans nos mains, a été assez efficace pour guérir quelquefois et soulager toujours; et si soulager n'est pas guérir la maladie, c'est du moins guérir la douleur. De plus, nous présentons ce remède non comme secret, mais dépouillé de toute espèce de mystère; et pour éclairer les médecins sur les rapports à établir entre la nature de la maladie et l'action du médicament, nous déclarons sans réserve qu'il est tiré de la famille des *Asphodélées*. Nous-même, dans cet écrit, après avoir tracé le diagnostic de la goutte, nous exposerons les motifs de notre préférence pour cette famille de plantes, et l'on reconnaîtra, nous l'espérons, dans la manière d'agir de ce moyen curatif, la raison des succès plus ou moins heureux dont il a été constamment couronné.

Les circonstances qui déterminent un homme à

se livrer spécialement à tel genre d'étude plus qu'à tout autre, sont parfois bien accidentelles. M. C..., qui m'est uni par les liens d'une étroite parenté, âgé de soixante-dix ans, doué d'un tempérament sanguin-nerveux, d'un esprit sain, d'un corps vigoureux, n'avait vu depuis trente ans sa santé altérée que par de cruels accès de goutte erratique, dont l'âge avait encore accru l'intensité. Depuis les six dernières années surtout, la maladie faisait exactement invasion aux premiers froids d'automne et se prolongeait ainsi jusqu'au milieu du printemps. Dans un de ces momens où le cri de la douleur est amer et injuste, je l'entendis reprocher avec indignation à la médecine son insuffisance contre le mal qui le tourmentait. « Je pardonne à vos souffrances, lui dis-je, la part qui me revient de ce reproche peu mérité. Au surplus, ce que j'ai employé pour vous soulager rentre dans l'ordre des médications connues ; mais puisqu'elles ont été insuffisantes, je consens à en essayer d'autres qui auront au moins le mérite d'être innocentes si elles ne sont pas efficaces. Dès-lors nous passerons d'un traitement déterminé à un système de tâtonnement qui a souvent réussi là où le premier avait échoué. Je vous avouerai même que j'entrevois certaines substances dont on n'a pas encore appliqué les propriétés au cas dont vous faites l'objet, et pour l'essai desquelles je vous offre tout mon zèle. » Un malade placé dans l'alternative d'un état incurable et la plus faible espérance de guérison, ne balance pas long-temps. Il accepta et me promit de seconder mes efforts par la patience la plus résignée.

Nous passerons la série des essais infructueux, quoique rationnels, que nous avons tentés. Ils ont été assez nombreux, sans lasser l'espoir de notre malade. Enfin il m'annonça un jour avec joie qu'il ressentait un bien-être marqué. Ce fut pour nous un avis de poursuivre l'emploi des substances qui nous avaient conduit à ce précieux résultat. Notre attente ne fut pas déçue : en effet, l'amélioration devenant sensible et constante, l'efficacité de notre remède fut ratifiée au bout de quinze jours, par la disparition complète des symptômes. Ce remède consistait dans une préparation où les plantes dites *Asphodélées* entraient comme base, et dont j'avais secondé l'effet par un régime approprié et l'usage d'un vin blanc léger pour boisson habituelle.

Je fus loin toutefois de considérer le malade comme radicalement guéri. L'affection était trop ancienne pour l'espérer, et je le prévins qu'il dût s'attendre à ressentir plus tard quelque nouvel accès. Jusque-là je lui recommandai la continuation des mêmes moyens à plus faible dose. Au bout de huit mois, cet accès ne manqua pas de se déclarer, mais avec un tel caractère de bénignité que dix jours de traitement suffirent pour m'en rendre maître. Depuis, il s'est écoulé dix-huit mois sans que l'affection se soit reproduite, et tout porte à croire que la guérison est complète.

Dans l'intervalle du même temps, plusieurs autres cas d'affection arthritique s'étant présentés à moi, la plupart des malades furent guéris et les autres, dont l'affection était accompagnée de désorganisation, durent au moins à ce moyen une amélioration très marquée. Un seul d'entre eux cependant, et nous devons cet hommage à la vérité, un seul, dont l'affection, poussée au dernier période, était en outre compliquée de concrétions urinaires, en ressentit assez peu d'effet pour se lasser du traitement au bout de six semaines et l'abandonner complètement. Peut-être son peu de patience est-il la seule cause pour laquelle il a gardé ses souffrances. Quoi qu'il en soit, c'en était assez pour me faire croire, sinon à un spécifique immanquable, du moins à un remède digne d'un grand degré de confiance.

Plein de cette idée, je songeai à perfectionner ce remède en le rendant d'une ingestion moins désagréable. En effet, ce n'était pas sans une grande répugnance que mes malades le prenaient, quelle que fût la forme sous laquelle je l'administrasse. J'imaginai donc que l'odeur et la saveur pénétrantes des Asphodélées seraient probablement masquées, et qu'en outre l'action en serait plus forte, si au lieu des plantes entières on pouvait administrer leur principe actif.

Je confiai mon projet à M. Duvignau, pharmacien, auquel nous devons déjà la découverte de l'hyosciamine, base de son sirop anti-catarrhal, et le priai de travailler avec moi à la recherche du principe que je désirais concentrer. Il y consentit avec empressement, et après une suite non interrompue de nombreuses expériences , nous eûmes la satisfaction de mettre à nu ce principe que nous appelons Scorodine.

Les caractères de cette substance sont les suivans : matière brunâtre, onctueuse, d'une cassure résineuse, répandant une légère odeur de phosphore, doué d'une saveur âcre et piquante, peu soluble dans l'eau , très soluble dans l'alcool et dans l'éther (1).

Conformément à mon attente, les Asphodélées réduites à ce principe, que nous faisons entrer en nature dans des pilules de quatre grains, ne laissent rien à désirer sous le rapport de sa commode administration. Cette odeur et cette saveur si désagréables au moment de l'ingestion , et dont l'haleine conservait encore après les qualités volatiles, tout a disparu par la concentration de la scorodine.

Dire que sous cette forme les propriétés du médicament se sont conservées , ce serait demeurer bien au-dessous de la vérité. Dans les applications assez nombreuses que j'en a faites depuis, l'effet en a été sensiblement plus sûr et plus prompt, surtout lorsque je recommandais, comme moyen auxiliaire, de faire sur les parties affectées , des frictions et des embrocations avec une teinture où entrait aussi la Scorodine, plus une certaine proportion

---

(1) Nous ne pouvons ici résister au besoin d'adresser nos remercîmens à M. L'Héritier, élève de M. Duvignau, qui, dans nos recherches, nous a , par son zèle éclairé, secondé puissamment.

de camphre. Dès-lors même j'ai fait de cette teinture une condition nécessaire du traitement, et
j'en ai souvent retiré les plus grands avantages.

En résumé, et sans faire ici l'historique de tous
les malades que j'ai traités de la goutte, je puis
dire, pour donner une balance exacte de mes succès, qu'un tiers de ces malades ont été guéris sans
accuser depuis aucune récidive, et que dans les
deux autres tiers, presque tous ont vu leurs crises
violentes se convertir en douleurs vagues très sup-
portables.

CONSIDÉRATIONS GÉNÉRALES SUR LA GOUTTE.

La goutte a été et est encore par beaucoup de
personnes regardée comme incurable. Pourquoi
cela? Qu'est-ce qu'une maladie incurable? Ne doit-
on pas considérer comme telles, celles-là seulement qui présentent une désorganisation de tissu ou
une excessive chronicité? Si la réponse est *oui*,
dès-lors nous trouvons que la plupart des affec-
tions goutteuses sont hors de ce cas. D'un autre
côté, qu'est-ce qu'une maladie curable? n'est-ce
pas celle qui offre seulement une plus ou moins
grande aberration dans la sensibilité de nos sys-
tèmes? Eh bien! la goutte appartient le plus souvent à cette classe de maladies : donc la goutte est
curable. Mais pourquoi la guérit-on si rarement?
c'est qu'on ne l'a pas encore assez étudiée. Ai-je la

prétention de réussir mieux? non , mais je l'essaie et je l'espère.

Que remarque-t-on chez un goutteux ? Une extrême sensibilité de la peau, l'exaltation du système nerveux, l'inflammation de certains tissus spéciaux, et parfois des concrétions dans les voies urinaires. Voilà ce que donne l'observation pure et simple. Maintenant nous allons voir ce que l'on peut déduire de ces faits pour établir la théorie.

Nous commencerons par déterminer le siége de la goutte en avançant qu'elle affecte principalement les membranes synoviales des articulations, et non point leurs parties fibreuses, comme quelques-uns l'ont avancé. Nous fondons notre opinion d'abord sur ce que les premières ont , relativement aux secondes, une sensibilité organique beaucoup plus développée, et ensuite sur la facilité avec laquelle, dans ses métastases, l'inflammation arthritique se transporte des articulations sur les grandes cavités. Or, quelles sont les membranes qui tapissent ces grandes cavités ? Nous voyons qu'elles sont séreuses. Et quelles sont les membranes qui parcourent les articulations ? Nous les reconnaissons séreuses également. Donc elles sont de même nature, et que la goutte passe presque toujours d'une membrane séreuse à une autre, et cela par le fait des rapports sympathiques qui existent entre des tissus de même nature. D'où l'on peut conclure hardiment que la goutte a pour cette espèce de membrane une sorte d'affinité. C'est, il nous semble, un juste aperçu, et dont jusqu'à présent nous n'avons trouvé nulle trace dans les auteurs.

En passant aux *causes* de la goutte, nous trouvons qu'elles sont *éloignées* ou *prochaines*. Les premières sont la prédisposition originelle et les excès de régime, lesquels excès amènent une prédisposition acquise. Les secondes sont tout ce qui peut répercuter une sécrétion quelconque. Je m'explique : La prédisposition est cet état primitif (lequel peut être héréditaire) qui fait qu'une partie peut contracter facilement une maladie sous l'influence de certaines causes. Qu'on suppose faiblesse, état nerveux, peu importe : chercher à cet égard une explication plus satisfaisante serait vouloir aller au-delà de nos connaissances physiologiques. Quant aux abus de régime, la théorie nous paraît plus rationnelle. En effet, l'expérience a appris que l'estomac surchargé ou sur-excité, renvoie, pour ainsi dire, son malaise aux membres qui en éprouvent ce que l'on appelle une sensation de brisement. Si cette surcharge est habituelle, qu'elle se rencontre chez un sujet nerveux, que l'inertie de l'estomac ne soit pas combattue par l'excreice, il en résulte que certaines de nos parties peuvent, à la longue, en ressentir une irritation sympathique. Ainsi peuvent se préparer des névralgies, des rhumatismes, des néphrites, suivant que les nerfs, les muscles, ou les voies urinaires reçoivent cette réaction ; si enfin ce sont les membranes séreuses articulaires, il y a cause éloignée pour contracter la goutte.

Nous avons dit que les causes *prochaines*

étaient tout ce qui peut répercuter une sécrétion quelconque. Telle est la suppression de l'humeur transpiratoire, d'une dartre, d'un exutoire, d'une hémorrhagie habituelle, etc. Mais, de toutes ces causes, la plus commune et la plus influente est sans contredit la première. En effet, l'on doit bien penser que le résidu de la nutrition de tous nos organes étant rejeté habituellement au dehors par la transpiration, celle-ci ne peut être arrêtée ou ralentie sans que cette humeur excrémentielle ne rentre dans l'économie et n'y cause les plus grands ravages.

Quand cette transpiration est devenue languissante, et c'est ce qui arrive souvent vers le déclin de l'âge, il doit en résulter quelques-unes des maladies que nous avons signalées. Si surtout il y a sensibilité de la peau, celle-ci ressentant vivement la plus légère impression du froid, se resserre, se contracte, et les ouvertures des vaisseaux exhalans en sont plus ou moins complètement oblitérées. Que devient cette matière transpiratoire ? Elle est, comme nous l'avons dit, refoulée à l'intérieur : et comme dans un corps où l'harmonie est détruite, les grandes secousses ont principalement lieu aux dépens des parties les plus faibles, il en résulte que chez un sujet dont les membranes articulaires sont déjà prédisposées à l'inflammation, la goutte survient inévitablement.

Quant à la rapidité avec laquelle cette maladie passe d'une articulation à une autre ou à une grande cavité, elle est en raison du tempérament

nerveux de l'individu. La chose a lieu ainsi : un ge-
nou par exemple étant pris, l'autre vient à s'affecter
tout-à-coup. Si cette seconde douleur est faible,
elle n'est qu'instantanée et la première subsiste
toujours. Si, au contraire, elle est plus forte que la
première, non seulement elle dure, mais encore
elle fait disparaître celle-ci complètement. Et
cela, en raison de cet aphorisme d'Hippocrate,
qui dit que *de deux douleurs la plus forte anéan-
tit la plus faible*. Ces transports ou métastases
s'opèrent par la voie des nerfs qui, dans ce
phénomène, jouent absolument le rôle de conduc-
teurs électriques.

Personne n'ignore de combien de sels et d'acides
est chargée l'humeur de la transpiration. L'acide
acétique, l'hydro-chlorate de soude, le phosphate
calcaire y dominent. Celle des goutteux en bonne
santé, exhale particulièrement de l'acide phosphorique. L'exhalation nécessaire cesse-t-elle, la
crise survient, par le fait même de cette suppression ; et après un certain nombre de crises, cet
acide phosphorique se condense dans l'articulation
et se convertit en phosphate calcaire, qui exaspère
le mal et enraie le jeu des parties. Là s'établissent
des espèces de graviers et de calculs, comme il
s'en forme dans les reins et la vessie, sous l'influence
de causes très souvent analogues.

C'est à prévenir ces tristes effets et à y remédier
que nous nous sommes attaché en composant le
remède que nous faisons connaître aujourd'hui.
Exciter la transpiration ralentie, activer la sécré-

tion urinaire, afin de rejeter au dehors les matières que la nature ne peut supporter au dedans, voilà ce que produit la Scorodine par ses propriétés sudo-rifiques et diurétiques. Détruire les concrétions calcaires quand elles sont formées, voilà ce qu'elle opère encore par ses qualités pénétrantes, par sa propriété essentielle, qui sans doute s'em-pare de la base salifiable de ces concrétions pour en former des savonules et les résoudre entièrement.

Tel est le mode d'agir de cette substance médi-camenteuse, que la maladie soit en état de crise ou dans un état d'intermittence; aussi avons-nous de fortes raisons pour conseiller son emploi comme préservatif, avant que la maladie par son exaspé-ration n'ait opposé au remède une trop forte ré-sistance.

Il est un groupe d'affections qu'on peut regar-der comme congénères de la goutte, par la raison qu'elles se développent sous l'influence des mêmes causes, et que les médicamens propres à l'une le sont en général aux autres ; ce sont le rhumatisme, la sciatique, et les maladies urinaires. Nous avons déjà à cet égard quelques faits qui viennent à l'ap-pui de notre assertion, et nous engageons nos con-frères à vouloir bien en augmenter le nombre, en appliquant la Scorodine au traitement des affec-tions que nous venons de signaler.

Nous sentons nous-même combien des déve-loppemens plus étendus seraient nécessaires pour exposer notre système de médication. Aussi est-ce dans ce but que nous nous proposons de publier plus tard sur cette matière un ouvrage où nous ferons nos efforts pour justifier l'attente des personnes instruites qui veulent bien nous y encourager.

MODE D'ADMINISTRATION.

Il consiste à prendre dans la journée dix pilules, dont cinq le matin et cinq le soir, en commençant par deux et augmentant graduellement de jour en jour jusqu'à dix; à faire matin et soir des frictions avec la teinture sur le siége de la douleur, quand il en existe; à user habituellement aux repas d'un vin blanc très léger, à prendre un exercice modéré; enfin à s'abstenir de tous les excès.

FIN.

IMPRIMERIE DE PIHAN DELAFOREST (MORINVAL),
RUE DES BONS-ENFANS , N°. 34.

www.ingramcontent.com/pod-product-compliance
Ingram Content Group UK Ltd.
Pitfield, Milton Keynes, MK11 3LW, UK
UKHW021722090726
13657UKWH00005B/2412